AF495131

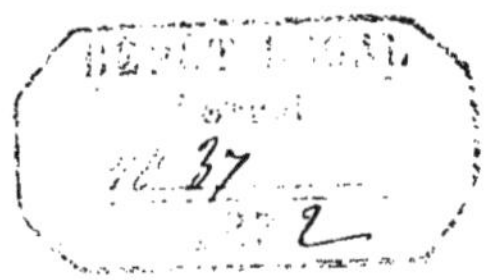

DE LA

RÉSECTION SOUS-PÉRIOSTÉE

DANS LES

FRACTURES DE L'OMOPLATE

PAR ARMES A FEU

PAR LE DOCTEUR ANTONY CHIPAULT

ANCIEN INTERNE DES HOPITAUX DE PARIS
LAURÉAT DE LA FACULTÉ (PREMIÈRE MENTION POUR LA THÈSE)
CHIRURGIEN-ADJOINT DE L'HOPITAL D'ORLÉANS
MEMBRE DU CONSEIL CENTRAL D'HYGIÈNE DU DÉPARTEMENT DU LOIRET.

AVEC SIX PLANCHES EN CHROMOLITHOGRAPHIE
DESSINÉES D'APRÈS NATURE ET LITHOGRAPHIÉES
PAR G DE LAPERRIÈRE.

ORLÉANS
IMPRIMERIE ERNEST COLAS
VIS-A-VIS DU MUSÉE.

1871

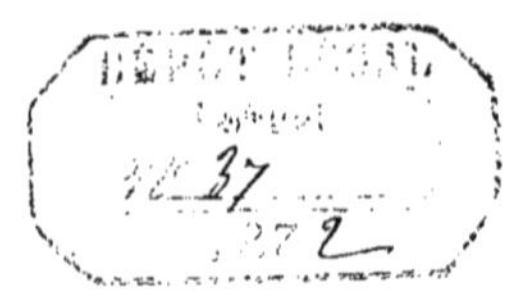

DE LA

RÉSECTION SOUS-PÉRIOSTÉE

DANS LES

FRACTURES DE L'OMOPLATE

PAR ARMES A FEU

PAR LE DOCTEUR ANTONY CHIPAULT

ANCIEN INTERNE DES HOPITAUX DE PARIS
LAURÉAT DE LA FACULTÉ (PREMIÈRE MENTION POUR LA THÈSE)
CHIRURGIEN-ADJOINT DE L'HOPITAL D'ORLÉANS
MEMBRE DU CONSEIL CENTRAL D'HYGIÈNE DU DÉPARTEMENT DU LOIRET.

AVEC SIX PLANCHES EN CHROMOLITHOGRAPHIE
DESSINÉES D'APRÈS NATURE ET LITHOGRAPHIÉES
PAR G DE LAPERRIÈRE.

ORLÉANS
IMPRIMERIE ERNEST COLAS
VIS-A-VIS DU MUSÉE.

1871

DE LA

RÉSECTION SOUS-PÉRIOSTÉE

DANS LES FRACTURES DE L'OMOPLATE

PAR ARMES A FEU.

Jusqu'à ce jour, la résection de l'omoplate a été faite surtout pour des lésions organiques.

Les documents suivants que j'ai recueillis dans O. Heyfelder, Sédillot, Velpeau et Chassaignac, sont une preuve du fait que j'avance.

Langenbeck, en 1855, enleva l'omoplate entière et l'extrémité externe de la clavicule chez un garçon de douze ans, atteint de cancer. L'opéré guérit rapidement ; il se servait même de son membre, mais au bout de trois mois et demi, il mourut d'une récidive dans d'autres organes.

Syme, en 1856, fit la même opération, pour une tumeur, sur une femme de 70 ans. — Elle mourut cinq semaines après.

La même année, J.-F. Heyfelder réséqua l'omoplate et la tête de l'humérus pour une carie sur un homme de 40 ans, cachectique. L'opéré succomba au bout de huit jours.

Enfin, en 1857, Jones fit l'extirpation totale de l'omoplate chez une jeune fille de seize ans atteinte de tumeur bénigne. Le résultat fut très-bon.

La résection du corps de l'omoplate avec conservation de sa portion articulaire a été pratiquée plusieurs fois.

En 1819, Liston fit cette opération pour un anévrysme de l'artère sous-scapulaire. — Plus tard, elle est faite, pour des cancers, par Hagmann, Wutzer, Herz et Sanson.

En 1824, Janson extirpe les trois quarts du scapulum pour une tumeur qui pesait 4 kilogrammes.

A quelques années d'intervalle, Pétrequin, Langenbeck, South, Walter (de Pittsburg), Lucke, font aussi la même résection pour des tumeurs.

De plus petites portions de l'omoplate, un angle ou un bord, par exemple, l'épine ou l'acromion ont été reséqués isolément.

Sommeiller, Beaumont, Barrier, ont enlevé l'angle inférieur, et Textor fils le bord postérieur du scapulum pour des exostoses ou des cancers.

Philips réséqua l'épine pour un enchondrôme, et Champion, Fergusson, Textor père et Heyfelder pour des caries.

Velpeau, Gotz, Fergusson et le professeur Chassaignac ont réséqué l'acromion nécrosé.

Une plus ou moins grande partie de l'omoplate a été excisée en ménageant les bords.

Une des premières indications de cette opération dans les blessures par armes à feu a été donnée par le célèbre chirurgien Boyer, dans son *Traité des Maladies chirurgicales*, 2e édition, 1818, t. III, p. 172. « Quant aux fractures avec écrasement du corps de l'omoplate, ordinairement produites par des coups de feu, ou par toute autre cause aussi violente, leur traitement rentre dans les principes généraux de celui des fractures compliquées, que nous avons déjà exposé précédemment. Nous ajouterons seulement qu'on ne doit rien négliger pour prévenir le désordre toujours très-grave, que peuvent causer les abcès formés entre l'omoplate et le muscle sous-scapulaire, et qu'on en vient quelquefois à bout, en pratiquant des incisions suffisantes pour enlever les esquilles qui sont entièrement détachées ou situées de manière à irriter fortement les parties molles, et en ayant recours même, s'il le faut, à l'application du trépan »

Velpeau, dans son *Traité de Médecine opératoire*, dit, t. II, p. 721 : « Le trépan fut appliqué par Mareschal sur l'omoplate, pour un abcès entre elle et les côtes. » Et plus loin : « Une balle était enchâssée dans le milieu de la fosse sous épineuse ; M. Champion mit le trépan à côté de la balle et réussit. »

Dupuytren enleva avec le trépan une exostose de la partie inférieure du scapulum. Lobstein parle d'un cas semblable.

Dubrueil a trépané l'omoplate, au niveau de la partie supérieure de la fosse sous-épineuse, pour drainer une plaie de l'épaule chez un soldat qui avait eu l'extrémité externe de la clavicule brisée par une balle restée dans les tissus. Ce malade guérit très-bien, et, quatre mois après la blessure, le projectile fut extrait un peu en dehors de la partie moyenne du bord axillaire de l'omoplate. (*Gaz. des Hôpit.*, n° du 4 fév. 1871).

Dans son *Traité de la Régénération des os* (1867), M. Ollier, chirurgien de l'Hôtel-Dieu de Lyon, dit, t. II, p. 169, qu'il a enlevé deux centimètres et demi de l'acromion pour une ostéoarthrite suppurée, et qu'il a constaté la régénération de la partie enlevée.

Cet habile chirurgien ajoute (p. 180) : « Les faits d'extirpation de l'omoplate connus jusqu'ici ne peuvent pas nous servir d'arguments (pour la régénération de l'os), car l'opération a été pratiquée pour des lésions organiques et sur des sujets peu favorables : pour une tumeur cancéreuse (Langenbeck) ; sur une femme de 70 ans (Syme). Jones seul a eu un bon résultat. Il avait opéré une jeune fille de seize ans pour une tumeur bénigne. »

Velpeau, dans sa *Médecine opératoire*, t. II, p. 571, dit que sur un blessé de juillet 1830, chez lequel une décharge de mitraille avait fracturé la clavicule, l'apophyse coracoïde et la tête de l'humérus, il enleva à coups de tenaille incisive et avec la scie en crête de coq les pointes saillantes des trois os. Le malade a guéri.

M. Legouest, dans son *Traité sur la Chirurgie d'armée* (1863), p. 447, dit « qu'il a rencontré un exemple où la balle, après avoir déterminé la fracture du bord externe de l'omoplate, au-dessous de la cavité glénoïde, était contenue comme un grelot dans une cavité formée par des dépôts osseux considérables, qu'il fut obligé de réséquer largement pour enlever le projectile. »

Aucun auteur ne parle de la résection sous périostée dans les fractures de l'omoplate par armes à feu; je l'ai pratiquée trois fois à la suite des nombreux combats livrés autour d'Orléans, en octobre, novembre et décembre 1870.

Chez l'un des blessés, j'ai enlevé presque toute la lame sous épineuse; chez l'autre, j'ai réséqué toute la portion de l'omoplate constituée par la lame sus-épineuse, l'épine, l'acromion et à peu près toute la lame sous-épineuse. Chez le troisième, j'ai enlevé la lame sus-épineuse, toute l'épine, la lame sous-épineuse excepté son bord axillaire et son angle inférieur. J'ai laissé tout le prolongement articulaire.

Les trois opérés ont guéri en conservant les mouvements de leur membre supérieur droit. — Chez les trois blessés, l'omoplate droite avait été fracturée; cela s'explique par la saillie que le soldat couché en tirailleur est forcé d'imprimer à l'épaule droite pour tirer. Mon but, en publiant les trois observations, est d'attirer sur cette opération l'attention des chirurgiens; je voudrais pouvoir prouver que cette résection est bonne à cause des dangers auxquels elle soustrait les malheureux blessés que les projectiles ont atteints dans la région scapulaire.

Dans les fractures de l'omoplate par armes à feu, tous les points de l'os peuvent être touchés; ainsi, la lame sus-épineuse est détachée d'un bout à l'autre de la base de l'épine; ou bien la fracture porte sur l'acromion, l'épine et ses lames sus-épineuse et sous-épineuse (Pl. 3, fig. 1); ou bien encore la lame sous-épineuse seule est fracturée (Pl. 3, fig. 2); ou enfin l'épine est fracturée avec ses lames sus et sous-épineuses sans l'acromion (Pl. 6). — La cavité glénoïde peut aussi être lésée ainsi que l'apophyse coracoïde, mais alors il est rare que la tête de l'humérus ne soit pas touchée en même temps. — De tels désordres, sur une surface osseuse aussi étendue, déterminent tout d'abord un gonflement douloureux plus ou moins accentué et une suppuration considérable qui décolle au loin les tissus et qui épuise les blessés.

La guérison de ces fractures ne peut donc guère s'obtenir sans l'intervention active du chirurgien, soit qu'il fasse des contre-ouvertures pour favoriser l'écoulement du pus, soit qu'il ait recours au drainage si utile dans le traitement des plaies par armes à feu, soit qu'il commence par faire des incisions pour extraire les esquilles, comme l'indique mon confrère le docteur Charpignon, dans l'observation suivante qu'il a bien voulu me communiquer.

« Gérin, soldat au 7e bataillon de la légion étrangère, reçoit le 11 octobre 1870, au combat d'Orléans, une balle qui passe entre la clavicule et la première côte droite, et sort en traversant l'omoplate vers la partie supérieure de la fosse sous épineuse. Le poumon et les gros vaisseaux ne sont pas lésés. Plusieurs esquilles sont extraites de la plaie postérieure. Vers le 12e jour, une suppuration abondante a lieu par cette même plaie, car celle sous-claviculaire est déjà en voie de cicatrisation. L'examen avec le stylet revèle des fragments mobiles dans l'omoplate, mais tellement adhérents qu'il est indispensable d'élargir la plaie et de décoller les insertions musculaires pour arracher deux esquilles ayant environ deux centimètres sur un. Cette extraction laborieuse a pour résultat immédiat de tarir la suppuration et la guérison est à peu près complète le 11 novembre, lorsque Gérin quitte l'ambulance. Deux mois après, il est envoyé en Afrique où il soutient divers combats sérieux et fatiguants. A la fin de juin 1871, je le revois et je constate que les mouvements de l'épaule sont complets. »

Mais, malgré tous les soins donnés, le pus continue à s'écouler. Les blessés sont pâles, anémiés; ils toussent et s'amaigrissent; l'affaissement des forces va chaque jour en augmentant. Le stylet permet de constater, par une exploration attentive, que l'os est dénudé dans une grande étendue et qu'il est impossible d'ébranler les fragments. — Que reste-t-il à faire? Je ne vois plus que la résection sous-périostée qui soit indiquée.

Vici les procédés opératoires que j'ai employés.

Chez Gleizal, (fracture sous épineuse, pl. 3, fig. 2), j'ai fait le long du bord spinal, une incision de quinze centimètres, à laquelle j'ai fait subir, dans son tiers inférieur, une déviation légère à convexité dirigée en dedans; j'ai décollé les attaches du rhomboïde et du sous épineux ainsi que le périoste jusqu'aux limites extrêmes de la fracture; puis rasant l'os en me dirigeant vers l'angle inférieur j'ai disséqué les attaches du grand dentelé et du grand rond; j'ai soulevé l'os d'arrière en avant et de bas en haut; faisant alors glisser une petite planchette très-mince en avant de l'os dénudé du sous scapulaire, j'ai pratiqué, avec la petite scie à résection, une section allant de l'extrémité postérieure de l'épine à la moitié environ du bord axillaire.

Chez Weber (fracture de l'acromion, de l'épine et des deux lames sus et sous-épineuses, pl. 3, fig. 1.), j'ai fait le long de l'épine de l'omoplate une incision de dix-neuf centimètres que j'ai prolongée en haut et en bas le long du bord spinal. Les insertions du deltoïde et du trapèze détachées, la dénudation des fosses sus et sous épineuses faite en ménageant le nerf sus scapulaire et en limitant exactement l'étendue de la fracture, j'ai scié la base de l'acromion et, avec les cisailles de Liston, j'ai coupé la portion de l'os qui était encore adhérente à l'apophyse coracoïde et à la base du col; j'ai coupé aussi, avec le même instrument, la lame sous épineuse, aux confins de la lésion. Dès lors, il ne me restait plus qu'à disséquer la face antérieure de l'omoplate recouverte du muscle sous scapulaire et je pouvais enlever la plus grande partie de l'os. Quant à l'acromion il était facile de le détacher; j'ai disséqué son périoste ainsi que les insertions des ligaments acromio-claviculaire et acromio-coracoïdien, et son extraction fut pratiquée.

Chez Klein, mon troisième opéré (pl. 6, fracture de l'épine et des deux lames sus et sous-épineuses), j'ai fait une incision de 18 centimètres parallèle au bord spinal et rejoignant les deux trous de la balle. Après avoir disséqué les insertions spinales du trapèze, du sus et du sous-épineux, j'ai fait une seconde incision de dix centimètres perpendiculaire à la première et parallèle à l'épine. Les insertions du trapèze et du deltoïde, des sus et sous-épineux, disséquées avec soin ainsi que celles du sous scapulaire, j'ai fait avec la petite scie une première section qui va du milieu du bord spinal au milieu de l'épine.

Un second trait de scie allant de la base de l'épine rejoindre la première section m'a permis d'enlever une partie de la lame sous-épineuse et la lame sus-épineuse. — Cela fait, je saisis fortement avec la pince à résection la portion proéminente de l'épine et avec la petite scie je sectionne obliquement de haut en bas et de dehors en dedans la base de toute la portion articulaire de l'omoplate, de manière à respecter l'extrémité externe de l'acromion, l'apophyse coracoïde et la cavité glénoïde Cette section a été difficile. Faisant alors basculer un peu en dehors la portion sous-épineuse, j'ai scié de bas en haut depuis l'angle inférieur, suivant une ligne éloignée d'un centimètre du bord axillaire et parrallèle à ce bord, jusqu'à la rencontre de la ligne de section de la base articulaire. J'ai régularisé ensuite les petites saillies osseuses, avec les cisailles de Liston.

L'opération faite, j'ai réuni les bords de la plaie, dans les trois cas, par des sutures à fil d'argent, en ayant soin de ménager à la partie la plus déclive une voie large d'écoulement pour le pus.

Gleizal et Weber ont guéri en deux mois. Au bout de sept semaines la plaie de Klein était presque cicatrisée.

OBSERVATION PREMIÈRE. — *Fracture de la lame sous-épineuse droite par balle, le 2 décembre 1870. — Suppuration considérable au bout de quelques jours ; épuisement progressivement croissant. — Résection sous-périostée de presque toute la lame sous-épineuse, le 26 janvier 1871 ; guérison au bout de deux mois. — Reproduction d'une lame dure qui donne au toucher la même sensation que l'angle inférieur de l'omoplate gauche. — Conservation de tous les mouvements du membre supérieur droit.*

Gleizal (Louis), âgé de 23 ans, né à Coux, canton de Privas (Ardèche), soldat au 27e de marche, blessé le 2 décembre 1870 à Poupry, auprès d'Artenay, est amené le 10 décembre à l'ambulance de la Visitation. — Couché en tirailleur, Gleizal reçoit d'avant en arrière une balle qui, entrant à deux centimètres au-dessus et en dedans de l'extrémité postérieure de l'épine de l'omoplate, passe à travers le sous-épineux qu'elle déchire, et vient ressortir, en fracturant la lame sous-épineuse et en rasant sa face antérieure, à trois centimètres au-dessous de la pointe de l'omoplate. Pendant quelques jours, cette blessure ne paraît d'aucune gravité comme beaucoup de blessures par armes à feu. Les plaies suppurent à peine; l'exploration par le stylet ne donne la sensation d'aucune esquille. Mais bientôt la suppuration se produit; et le blessé qui, dès le début, ne paraissait même pas s'apercevoir de sa blessure, se trouve de moins en moins fort; il se met à tousser, pâlit, perd de l'appétit. Chaque jour l'amaigrissement augmente; il y a de la fièvre, tous les soirs, et des sueurs nocturnes. Tous les signes rationnels de la tuberculisation au début existent; et cependant l'auscultation et la percussion ne révèlent aucun signe physique du côté des voies pulmonaires.

L'état général me fait concevoir des inquiétudes pour la vie. — Les mouvements de l'épaule sont gênés. — Que faire? Avec le stylet, j'examine de nouveau l'orifice supérieur de la blessure, et, cette fois, je tombe sur des rugosités osseuses. En poussant un peu le stylet, je sens qu'il pénètre à travers un trou dont les contours sont anfractueux. Ce trou n'est autre que le passage de la balle à travers l'omoplate. Par l'orifice inférieur, le stylet me conduit sur la fosse sous-scapulaire dénudée.

En face de la constatation de cette fracture; en face de l'épuisement progressif, causé par une suppuration toujours croissante, il faut que je prenne un parti et je m'arrête à l'idée de réséquer une portion de la lame sous-épineuse droite. Cependant, la lecture des auteurs que je consulte est loin de m'engager à tenter une opération de ce genre. Et pourtant il faut que j'agisse si je ne veux pas que le blessé succombe à l'épuisement.

Je demande l'avis de quelques-uns de mes confrères; et le 26 janvier, je pratique la résection sous-périostée de la lame sous-épineuse en présence et avec l'aide de mon confrère M. Baille, après avoir soumis Gleizal à l'anesthésie par le chloroforme.

Une fois endormi, il est placé sur le côté gauche et bien maintenu. Je pratique alors une incision qui réunit les deux trous de la balle; cette incision parallèle à l'axe du corps dans ses deux tiers supérieurs et légèrement convexe en dedans vers son tiers inférieur, est faite suivant le bord spinal de l'omoplate.

Je dissèque toute la partie de l'os que je sens fracturée, avec la précaution de décoller le périoste et les attaches musculaires en avant et en arrière de l'omoplate. Une fois les limites de la lésion bien précisées, je fais relever les bords de la plaie avec des crochets, puis faisant basculer légèrement en haut et en dehors l'angle inférieur de l'omoplate, j'introduis en avant une planchette très-mince pour garantir les tissus, et avec la petite scie je pratique la résection suivant une ligne qui va de l'extrémité postérieure de l'épine vers le milieu environ du bord axillaire.

Je ne fais aucune ligature. La plaie est nettoyée avec soin; elle est immense. J'en rapproche les bords au moyen de quatre points de sutures faites avec des fils d'argent. Je ne réunis pas le tiers inférieur de cette plaie; par ce point j'introduis une grosse mèche de charpie; et j'applique un pansement simple. Le bras est maintenu en écharpe. Bouillon, potage, un pot d'eau vineuse ainsi composé: deux tiers de vin et un tiers d'eau; une pilule de cinq centigrammes d'extrait thébaïque.

Le 27, à ma visite du matin, j'apprends que Gleizal a un peu reposé pendant la nuit. — Il a toussé souvent. — Pas de frisson. — 110 pulsations. — J'enlève les fils d'argent et la mèche de charpie. — Je pratique une irrigation d'eau phéniquée au millième.

Le soir, même pansement. — Dans la journée, l'opéré a mangé deux fois du potage et bu son pot d'eau vineuse.

Le 28. — La nuit a été bonne, sans pilule. Pas de frisson. Pouls à 100. La plaie est béante, excepté dans une étendue de trois centimètres en haut. Irrigation d'eau phéniquée jusque dans les derniers replis de la plaie. — Pansement simple avec linge cératé et charpie.

Même pansement le soir.

29-30. — Même état général. — Pas de frisson. — 100 puls. — Bon appétit; assez bon sommeil. — Même pansement matin et soir.

31 Janvier. — Le matin 90 puls. — Assez bon sommeil pendant la nuit. — L'opéré est content; il ne souffre que lors qu'on soulève son bras. — Même pansement matin et soir.

1er Février. — La plaie est toujours béante, comme recouverte d'une pulpe blanchâtre adhérente, ne se détachant pas sous l'influence de l'injection. — Petit liseré rougeâtre sur les bords de la plaie.

Le blessé qui toussait beaucoup avant l'opération sous l'influence de sa blessure, tousse moins. Je lui fais prendre deux cuillerées à bouche d'huile de foie de morue chaque matin, à jeun.

2 Février. — La plaie n'est plus aussi pulpeuse; on voit çà et là des bourgeons charnus qui indiquent le retour de la vitalité. – Bon état local. – Bon état général.

3 Février. — Bonne nuit. Gleizal ne tousse presque plus. Il n'a pas de fièvre. L'immense plaie n'est plus formée que par des bourgeons charnus. Je ne fais plus d injection, et le pansement fait encore, matin et soir, consiste en un très-grand plumasseau de charpie sèche.

4-5. — La plaie est couverte de bourgeons charnus, donnant un pus épais, crémeux. — Pas de rougeur autour de la plaie. — Pas de gonflement. Bon état général.

Le 8. — La plaie, si profonde il y a quelques jours, l'est beaucoup moins. Elle se remplit de bourgeons charnus. La suppuration est moins abondante et le pus reste crêmeux. L'opéré ne tousse plus. On continue cependant à lui donner de l'huile de foie de morue. Il reprend ses forces et se trouve beaucoup mieux qu'avant l'opération.

Dès le 9 février, l'opéré se lève; il va aussi bien que possible.

Le 16, continuation de l'amélioration; les bords de la plaie se rapprochent.

Le 19, la plaie est presque cicatrisée, et il n'y a pas encore un mois que l'opération est faite. En palpant la région qui correspond à la portion d'os enlevé, on constate une résistance, une dureté qui donnent l'indice de la reproduction, par le périoste, d'une certaine quantité d'os.

Le 9 mars, la plaie est cicatrisée dans son entier. La toux n'a pas reparu. Les forces sont tout-à-fait revenues.

Le 15, il est impossible de penser que Gleizal a subi, six semaines auparavant, une pareille opération. — Il a très-bonne mine. — Son teint, qui était d'une pâleur extrême, est frais. — Promenade toute la journée, sans fatigue. — Les mouvements du membre supérieur droit sont presque complétement libres, en avant, en arrière, horizontalement; seulement l'opéré ne peut pas mettre le bras en l'air.

Comment nier, devant un résultat semblable, l'importance de la résection partielle de l'omoplate. Gleizal succombait à la suppuration occasionnée par la fracture de l'omoplate droite; il était pâle, prostré, d'une grande faiblesse, toussait beaucoup; et quinze jours après son opération, cet homme ne toussait plus, il reprenait ses forces; aujourd'hui 27 mars, deux mois après la résection, les forces sont telles et les mouvements du membre supérieur droit si faciles, qu'il serait vraiment impossible de croire, sans un examen attentif, que, chez cet homme, toute la pointe de l'omoplate droite a été enlevée par une résection sous-périostée, surtout quand le toucher fait constater, au niveau de la région où l'os a été enlevé, une sensation tout-à-fait analogue à celle que donne la pointe de l'omoplate gauche.

Gleizal demande, avec tant d'instance et depuis si longtemps à s'en aller dans son pays que je ne puis plus retarder son départ. — Il quitte l'ambulance de la Visitation, le 2 avril 1871, deux mois et huit jours après l'opération.

Examen de la portion d'omoplate réséquée (Pl. 3, fig. 2, grandeur naturelle). La balle a pénétré au niveau de l'extrémité postérieure de l'épine, a passé en arrière à travers le sous-épineux, et a perforé l'omoplate pour venir ressortir, en éraillant la face antérieure de l'os, au-dessous de l'angle inférieur; (F F F) représentent les points fracturés. — (R R) est la ligne de résection. — (C C C) sont de petites incrustations osseuses formées par le périoste que la balle a déplacé dans son passage.

Observation deuxième. — *Fracture de l'omoplate droite, par balle, le 2 décembre 1870. — L'acromion, l'épine et les lames sus et sous-épineuses sont lésés. — Suppuration abondante. — Épuisement progressivement croissant. — Résection sous périostée de toute cette portion de l'omoplate, le 11 février 1871.— Guérison. — A son départ, le 11 mai, il est facile de constater une reproduction osseuse au niveau de la région de l'épine. Quant à l'acromion, il n'y a pas encore trace de reproduction. — Les mouvements du membre supérieur s'effectuent bien ; quelques-uns sont limités, par exemple celui d'élévation du bras.*

Weber (Jacques), soldat au 40e de marche, âgé de 35 ans, né à Mauge, canton de Saint-Mavin (Haut-Rhin), blessé le 2 décembre à Neuvillié, d'une balle dans la région scapulaire droite. entre à l'ambulance de la Visitation, le 18 décembre. A son entrée, le gonflement de la région est peu accentué; du pus s'écoule par les deux trous de la balle; l'un, celui d'entrée est au niveau de la pointe de l'acromion; l'autre, celui de sortie, est un peu en dedans et au niveau de l'angle postérieur de l'épine. Les mouvements du membre supérieur droit sont douloureux et encore ne peuvent-ils s'éxécuter volontairement que dans une limite très-restreinte. — L'exploration avec le stylet donne, par les deux orifices, la sensation d'os fracturé; mais il ne permet de constater aucune esquille mobile. L'état général est assez bon. — Pansement simple sur les deux plaies. Le bras est maintenu dans une écharpe, appuyé sur la poitrine.

Progressivement la quantité de pus qui s'écoule des plaies augmente; la suppuration devient même très-abondante au milieu de janvier. — Le blessé tousse beaucoup, il s'affaiblit et maigrit chaque jour; — comme Gleizal, il a de la fièvre, le soir, et des sueurs nocturnes; l'auscultation et la percussion ne révèlent aucune manifestation aux sommets des poumons; et pourtant l'épuisement est évident. — J'explore de nouveau les plaies avec le stylet; il traverse de part en part toute la région scapulaire en passant par le trajet de la balle et donne la sensation d'os dénudé dans une très-grande étendue; je constate ainsi la fracture de l'acromion, de l'épine et des lames sus et sous-épineuses; comme le premier jour de l'exploration, je ne trouve pas d'esquilles. En face de la suppuration qui augmente et qui affaiblit chaque jour les forces du blessé; en face de la grande étendue de la fracture, il est impossible de songer à une consolidation. Cette fois encore, je pense que la résection pourra être le salut du blessé; et, après avoir pris l'avis de quelques confrères, je pratique cette opération le dimanche **11** février, en présence de M. Lesueur, qui a été plein de bonté pour un grand nombre de blessés.

Weber est très-impressionné depuis plusieurs jours; l'idée de l'opération le fait trembler. Je redoutais l'emploi du chloroforme; mes craintes se réalisèrent, car au milieu de l'opération, la respiration et la circulation devinrent à peine sensibles, au point que, pour les ranimer, il fallut ventiler énergiquement et projeter des jets d'eau froide à la figure, pendant que je frappe vivement la racine des cuisses et les fesses avec la paume de la main. — Au bout de quelques minutes, je peux continuer l'opération.

L'incision rejoint les deux trous de la balle; elle a dix-neuf centimètres d'étendue; elle s'étend de l'acromion au bord postérieur de l'épine; à partir de ce point, je lui fais décrire en bas, suivant le bord spinal, une courbe de trois centimètres, à concavité inférieure et externe, et, en haut, une seconde courbe très-légère à concavité supérieure. Le grand dentelé et le deltoïde détachés, je dissèque le sus-épineux et le sous-épineux en dénudant le plus possible de leur périoste les fosses qu'ils remplissent. Les limites de la fracture étant bien comprises, je scie la base de l'acromion, après avoir détaché le sous-scapulaire de la lame osseuse sur laquelle il est fixé. Avec les cisailles de Liston je coupe la lame sous-épineuse en dehors des points fracturés; et il m'est facile d'extraire toute la portion d'os ainsi disséqué. — Je détache ensuite de l'acromion les ligaments acromio-claviculaire et acromio-coracoïdien et j'enlève l'acromion.

La plaie est immense : de droite à gauche elle mesure dix-neuf centimètres, et de haut en bas quatorze centimètres; cette plaie est comparable à celle que donne l'amputation de la cuisse à son tiers supérieur. Elle donne peu de sang; je ne fais pas de ligature. Les bords de la plaie bien nettoyés sont rapprochés à l'aide de cinq points de sutures faites avec des fils d'argent, à partir de l'extrémité acromiale de l'incision; le tiers postérieur de l'incision reste sans suture, et, par cet espace, j'introduis une grosse mèche de charpie destinée à amener le pus vers la partie déclive de la plaie. — Le pansement consiste en un linge troué cératé et un immense gâteau de charpie avec compresses et bandes rapprochant le bras et l'avant-bras du tronc.

Je fais boire à l'opéré une tasse de café pour combattre les effets du chloroforme.

Je prescris pour la soirée une pilule de cinq centigrammes d'extrait thébaïque. — Bouillon. — Eau vineuse et un peu de vin pur.

12 Février. — La nuit s'est passée sans sommeil; le pouls a été petit toute la nuit; l'opéré ne veut, pour ainsi dire, rien prendre. Il trouve sucré ce qu'il boit; il est dans un état de malaise inexprimable. Les effets du chloroforme ne sont pas encore disparus. — Ce matin, le pouls est encore fréquent et petit; il est à 110.

Toute la charpie du pansement est imbibée de sang ainsi que les compresses et les bandes. J'enlève le pansement tout entier; je laisse les sutures et la mèche, et j'applique un grand gâteau de charpie.

Le soir, le pouls est moins fréquent; il se relève. L'opéré prend un peu d'eau vineuse et de bouillon. — La charpie du pansement est imbibée de sérosité sanguinolente; je la remplace.

13 Février. — A ma visite du matin, j'apprends que la nuit a été moins mauvaise que la précédente; il y a eu un peu de sommeil. La toux a été assez fréquente.

Le pouls est à 110; la peau est chaude. — Je prescris l'huile de foie de morue tous les matins à jeun à la dose de deux cuillerées.

Les bords de la plaie sont rouges, un peu gonflés; les sutures disparaissent presque complètement sous le gonflement des tissus. — Je coupe les fils d'argent et je les enlève ainsi que la grosse mèche de charpie. N'étant plus retenus, car il n'y a aucun point d'adhérence cicatricielle, les bords de la plaie s'écartent et laissent voir une immense surface recouverte de détritus sanieux que le lavage à l'irrigateur rempli d'eau phéniquée enlève très-facilement.

Linge troué cératé. — Immense gâteau de charpie imbibée d'eau phéniquée.

Le soir, même pansement; nouvelle irrigation à l'eau phéniquée.

L'état général s'améliore. — L'opéré commence à trouver aux aliments et aux liquides leur goût naturel. — Ce soir, pour la première fois, il manifeste son contentement d'éprouver peu de souffrances.

14 Février. — La nuit a été meilleure. — Pas de frisson; pouls à 100. — La toux est moins fréquente. — La peau a une température normale. — Pansement. — Irrigation de la plaie à l'eau phéniquée.

Le soir, Weber se trouve à l'aise; le pouls est régulier et bon; il est à 90. — Pas de pansement.

15-16 Février. — Nuits bonnes; la toux de ces jours derniers diminue beaucoup. Il n'y a plus de frissons le soir, ni de sueurs nocturnes. L'appétit est assez bon. Les forces semblent reparaître.

La plaie présente toujours son immense surface de 19 centimètres de largeur sur 14 centimètres de hauteur; mais c'est une surface entièrement recouverte de bourgeons charnus. Le pus est épais et très-abondant. — Irrigation à l'eau phéniquée à cause de la quantité de pus. — Deux pansements par jour.

19 Février. — La toux a cessé; le pouls est à 90. — Bon sommeil, bon appétit. Weber se trouve aussi à l'aise que possible. — Il commence à reprendre sa gaieté.

La plaie est rosée, la suppuration crémeuse. Les bourgeons charnus sont magnifiques. Dès lors tout me fait espérer un résultat satisfaisant.

25 Février. — Le pouls est à 66. — La toux, les fièvres du soir, les sueurs nocturnes n'ont pas reparu. J'insiste beaucoup sur ce point important. — L'état général est excellent. — L'opéré ne souffre plus qu'au moment du pansement, et encore, est-ce une douleur supportable.

Depuis deux jours, je rapproche les bords de la plaie avec des bandelettes de diachylon, mais avec deux seulement, car je redoute l'erysipèle des bandelettes en face d'une plaie aussi étendue. — Grand gâteau de charpie. — Toujours le même bandage contentif.

9 Mars. — La plaie a diminué de jour en jour avec le même pansement. On ne le fait plus que tous les matins : — Deux bandelettes de diachylon croisées et un plumasseau de charpie.

29 Mars. — L'état général continue à être très-bon. — Les bords de la plaie se resserrent chaque jour. Les mouvements du bras commencent à se faire sans douleurs. — Quant aux mouvements de la main et de l'avant-bras, Weber les exécute facilement Il mange et boit sans peine.

Pendant tout le mois d'avril, l'opéré va aussi bien que possible : la plaie est très-petite; elle n'a pas un centimètre de largeur dans toute son étendue.

Weber se promène une partie de la journée, le bras en écharpe, sans éprouver la moindre gêne. Il manifeste à plusieurs reprises le désir de s'en aller. Je le trouve dans un état si satisfaisant; la guérison est si parfaite qu'il m'est impossible de m'opposer à son désir, et le 10 mai, je lui fais son certificat pour aller au dépôt.

Avant son départ, je l'examine, et voici ce que je constate :

Examen de la poitrine en avant (Pl. 1) : l'épaule droite n'est plus arrondie comme la gauche. La clavicule, privée de ses attaches à l'acromion par la section du ligament acromio-claviculaire, bascule un peu en haut (Pl. 1, *b*). Alors le faisceau claviculaire du muscle sterno-cleido-mastoïdien fait une légère saillie sous la peau. Au-dessous de l'extrémité externe de la clavicule, existe un vide formé par l'absence de l'acromion (Pl. 1, *a*). — Lorsqu'on regarde Weber en avant, à une certaine distance, trois mètres environ, le bras droit paraît comme allongé, il tombe un peu en raison du manque de soutien que détermine l'ablation de l'épine de l'omoplate et de l'acromion, puisque le deltoïde a perdu ses attaches à l'acromion qui jusqu'ici ne s'est pas régénéré ; je ne parle pas des attaches du deltoïde au bord postérieur de l'épine qui, par la résistance dure qu'on sent à son niveau, semble reproduite.

Le bras droit est un peu amaigri. La mensuration sous l'aisselle droite donne 26 centimètres, et sous l'aisselle gauche, 28 centimètres. Le biceps est moins marqué à droite qu'à gauche ; aussi vers le millieu du biceps, la mensuration donne à droite 24 centimètres et demi, et à gauche 27 centimètres. (Pl. 1, C.)

Examen de la face postérieure de l'épaule droite. Vue en arrière, l'épaule droite n'est plus arrondie comme la gauche. Au niveau de la cicatrice il y a un vide au-dessous de l'extrémité externe de la clavicule (Pl. 2, *b*) — Quant à la cicatrice

(Pl. 2, A A), elle s'étend de l'épaule jusqu'auprès de la colonne vertébrale. — La lettre G représente l'angle inférieur de l'omoplate qui a été laissé.

Dans toute la direction de la cicatrice, on ne sent plus la saillie régulière de l'épine; mais à sa place, le doigt perçoit une résistance dure, régulière, qui prouve que la régénération osseuse est en bonne voie de formation.

Quant aux mouvements du membre supérieur droit, ils s'exécutent d'une manière remarquable en raison de la grande étendue du traumastisme chirurgical. — Les mouvements de l'avant-bras et de la main sont très-faciles ; Weber peut manger, boire, écrire de la main droite; il peut la porter au sommet de la tête; il fait tous les mouvements de pronation et de supination. Il peut porter son avant-bras derrière le dos.

Description de la portion d'omoplate réséquée; (Pl. 3, fig. 1.) *Grandeur naturelle.* — Tous les points de l'omoplate représentés par les (F F, Pl. 3, fig. 2) sont les points fracturés; (A) représente le trou par lequel la balle a passé. Au niveau de l'extrémité postérieure de l'épine se trouvent deux saillies osseuses (C C), qui sont constituées par deux petits fragments d'os, qui, entraînés par la balle, avec le périoste décollé, sont restés adhérents et se sont ainsi consolidés. Les autres points, (C C) un peu en saillie, sont le résultat de la périostite; (R) indique la ligne de résection de la base de l'acromion.

Observation troisième. — *Fracture de l'omoplate droite par balle, le 11 octobre 1870. — L'épine et les lames sus et sous-épineuses sont brisées. — Suppuration abondante. Constatation d'une nécrose étendue de la lame sous-épineuse. — Résection sous-périostée de l'épine et des lames sus et sous-épineuses, en ménageant l'angle inférieur, le bord axillaire et tout le prolongement articulaire de l'omoplate. (7 août 1871.) — La plaie est presque cicatrisée le 20 septembre. — Les mouvements de la main et de l'avant-bras sont faciles; l'opéré peut écarter le bras du tronc. — Surface dure, résistante dans les points cicatrisés, il y a évidemment un commencement de reproduction osseuse.*

Klein (Alfred) âgé de 22 ans, né à Mézières (canton de Vic, Meurthe), soldat au 33e de marche, 2e bat., 3e comp., est blessé à Ormes, le 11 octobre 1870; il était couché en tirailleur; il épaulait pour tirer, quand une balle vint lui fracturer l'omoplate droite. — Il se relève et au même instant une seconde balle lui brise comminutivement le fémur gauche. — Klein est soigné dans diverses ambulances de la ville; il est évacué le 17 juillet à l'ambulance de l'Orphelinat. faubourg Bourgogne. Je constate l'état suivant :

Fracture sous-trochantérienne consolidée. — Raccourcissement très-accentué, 6 centimètres; saillie très-marquée des deux fragments en dehors.

Quant à la région scapulaire droite, elle offre deux trous représentés (Pl. 4, b et d), un au-dessus de l'épine, vers son milieu, et l'autre vers le milieu de la lame sous-épineuse. — Suppuration fétide, accompagnée de gaz Le stylet me permet de constater des esquilles mobiles dans le trajet de la balle, je les enlève; mais outre ces esquilles, je constate qu'une partie de l'épine et de la lame sous-épineuse est nécrosée. — Il y a une déformation accentuée de la région scapulaire droite. — Les mouvements du membre supérieur correspondant ne sont pas très-gênés. — Klein souffre peu et son état général est assez bon, mais je me demande s'il est prudent de laisser ce malheureux qui suppure depuis le 11 octobre, suppurer encore; je redoute la formation de fusées purulentes et l'épuisement du blessé. — Il peut, d'autre part, recevoir ici tous les soins voulus.

Pensant que la résection de la portion d'omoplate nécrosée peut tarir la source de la suppuration et empêcher les accidents ultérieurs, je demande l'avis de mon confrère, le docteur Charpignon, qui est, plus encore que moi, disposé à l'opération. Elle est donc résolue.

Je la pratique le 7 août, en présence et avec l'aide de mon confrère; après avoir soumis Klein à l'anesthésie par le chloroforme, je fais une première incision de 18 centimètres, parallèle au bord spinal de l'omoplate droite et rejoignant les deux trous de la balle. — Après avoir disséqué les insertions spinales du trapèze, des sus et sous-épineux, je fais une seconde incision de 10 centimètres, perpendiculaire à la première et parallèle à l'épine, dont je détache les insertions musculaires. — Sentant alors l'étendue de la nécrose, je termine le décollement du périoste sur toute la surface de l'os que je juge utile d'enlever; puis, avec la petite scie, je fais une section qui va du milieu du bord spinal au milieu de l'épine. Un second trait de scie parallèle à l'épine et partant de sa base va rejoindre le premier; j'enlève alors la lame sus-épineuse et une partie de la lame sous-épineuse. Ensuite je pratique la section de la base de la portion articulaire de l'omoplate, et, faisant basculer le reste de l'omoplate en dehors, je scie de bas en haut le long du bord axillaire. Je régularise ces sections avec les cisailles de Liston. — Il s'est écoulé peu de sang; pas de ligatures. — Les dernières esquilles enlevées, je nettoie la plaie, puis par quatre points de sutures en fil d'argent, je réunis les bords de l'incision parallèle à l'épine et l'angle de cette incision avec l'autre. — Linge troué cératé. Plumasseau de charpie immense sur toute la plaie. Bandage roulé autour du tronc maintenant l'avant-bras à angle droit sur le bras. — Infusion de feuilles d'oranger. Eau vineuse Une pilule de cinq centigrammes d'extrait thébaïque.

8 Aout. — Mauvais sommeil pendant la nuit. Pouls à 110. Ce matin, grand calme La peau n'est pas chaude. Pas de douleur. Le pansement est imbibé de sérosité sanguinolente. Il est renouvelé le matin et le soir. La plaie est lavée avec de l'eau phéniquée et recouverte d'un plumasseau de charpie imbibée d'eau-de-vie camphrée. Bandes maintenant le bras en écharpe autour du tronc. — Dans la journée, l'opéré prend un potage et de l'eau vineuse avec plaisir.

9 Aout. — Sous l'influence de la pilule, il y a quelques heures de sommeil. 110 pulsations. L'opéré se trouve à l'aise. La plaie est d'un gris verdâtre dans presque toute son étendue. J'enlève les fils d'argent; dès lors les bords de l'incision parallèle au bord spinal s'écartent de dix centimètres, et les bords de l'incision parallèle à l'épine s'écartent en quelques points et restent adhérents en d'autres. — Lavage à l'eau phéniquée et à l'eau-de-vie camphrée. Plumasseau imbibé d'eau-de-vie camphrée — Potages. Bouillons gras. Eau vineuse. Vin de quinquina.

Le pansement est également fait le soir.

10, 11 Aout. — Les nuits sont assez bonnes. — Dans les soirées de ces deux journées, Klein ne se trouve pas à l'aise, le pouls n'est cependant qu'à 100 pulsations. Les pansements sont très-douloureux. Injections dans la plaie avec l'eau phéniquée; on la saupoudre ensuite avec de la poudre de quinquina et de charbon par parties égales. — L'état général est bon; l'opéré est toujours calme.

12 Aout. — Quelques heures de sommeil cette nuit. Ce matin, Klein a mangé un potage avec plaisir. - Le pouls est à 100. La peau est peu chaude. L'opéré dit qu'il n'a pas souffert

depuis le pansement d'hier soir. La plaie ne présente plus une surface aussi grisâtre, dans quelques points même il y a des bourgeons charnus, particulièrement au fond des anfractuosités. Lors du lavage à l'eau-de-vie camphrée, la douleur est vive, elle persiste une heure au moins après le pansement. Cette douleur existe particulièrement au niveau du tiers supérieur du bras — Une fois qu'elle est calmée, il y a un bien-être absolu. Vin de quinquina. Eau vineuse.

Je fais par jour deux pansements avec lavage à l'eau phéniquée et aussi avec l'eau-de-vie camphrée. Poudre de quinquina et de charbon par parties égales. La pointe de l'omoplate est rouge et douloureuse; elle fait saillie sous la peau. Lorsque j'exerce une compression avec le doigt sur ce point, je fais sortir par l'extrémité inférieure de l'incision une assez grande quantité de pus; il y a donc en ce point un cul-de-sac dans lequel le pus s'accumule. Le lendemain, le pus se fait jour en bas, au niveau de la pointe de l'omoplate; dès lors l'écoulement se fait facilement.

16 Aout. — Tous les points grisâtres ont disparu; la plaie est couverte de bourgeons charnus rouges dans toute son étendue; le pus qu'elle donne est épais, crémeux; il n'est pas trop abondant. Irrigation matin et soir avec l'eau phéniquée. Le soir, je ne mets plus de poudre de quinquina et de charbon; je ne lave plus à l'eau-de-vie camphrée; la plaie est très-belle. Elle est représentée (Pl. 5, c et d) a et b représentent les points où se trouvaient les trous de la balle. Quant au pus qui s'écoule actuellement du cul-de-sac formé derrière la pointe de l'omoplate, il a diminué beaucoup. — L'état général est excellent. Il n'y a pas le moindre malaise, le pouls est à 90. Le sommeil et l'appétit sont très-bons. Klein ne souffre réellement que pendant les pansements.

18 Aout. — Bonne nuit. Bon appétit. Pas de souffrances. La plaie, dans toute son étendue, est couverte de bourgeons charnus d'un rouge vif; la suppuration qui la recouvre est de

bon aloi; pus crémeux, épais, sans odeur. Pas la moindre douleur dans la jointure scapulo-humérale. — Pour la première fois, dans le but de rapprocher les bords de la plaie, j'applique des bandelettes de diachylon, un linge troué cératé, de la charpie en plumasseau et le même bandage en écharpe. Le soir, je n'enlève pas le diachylon; je pratique une irrigation et je réapplique un pansement simple par-dessus.

19 Aout. — Les bandelettes ont déjà produit un bon effet. La plaie est moins profonde et les bords en sont plus rapprochés; les bourgeons charnus sont d'un rouge vif; le pus est épais. Je renouvelle les bandelettes. Bon état général. — Klein remue très-bien son avant-bras, il met la main à la tête et il écarte son coude du thorax sans éprouver de douleur.

24 Aout. — Depuis hier, je trouve la plaie rouge et bourgeonnante dans toute son étendue. Les bords se rapprochent; le fond de la plaie n'a plus d'anfractuosités où le pus s'accumule et, en bas, où il y avait un clapier profond entre les côtes et l'angle inférieur de l'omoplate, les tissus se rapprochent et la douleur vive éprouvée en ce point par Klein, il y a plusieurs jours encore, a pour ainsi dire disparu. Les bords de la plaie se recouvrent de petites vésicules nombreuses; c'est l'eczema des bandelettes; je supprime le diachylon et le remplace par un pansement simple. — Un seul pansement par jour.

2 Septembre. — Un abcès très-étendu et très-volumineux se forme au niveau de la moitié du bord axillaire. — Klein perd le sommeil et l'appétit. — Cataplasmes. — Du reste la plaie est rouge et bourgeonne bien dans toute son étendue.

5 Septembre. — L'abcès s'ouvre en haut, mais pour qu'il y ait un écoulement facile du pus, je fais une petite incision dans la partie la plus déclive. Le pus qui sort de cette collection est très-abondant et très-épais. — Klein sent immédiatement un grand mieux-être. Je le vois dans la journée; il ne souffre plus. L'état général est très-bon. La physionomie est meilleure. L'appétit reparaît.

6 Septembre. — Bon sommeil. Bon appétit. — L'opéré est aussi bien que possible.

Le 12 septembre, il se lève. La plaie n'est pas encore complètement cicatrisée, mais elle va très-bien, le bourgeonnement est rouge et nullement exubérant; le niveau est le même partout. Klein se lève encore aujourd'hui. — Bon sommeil, bon appétit.

Les jours suivants, la plaie continue à se bien comporter. Klein peut être considéré comme guéri et il n'y a pas deux mois que je l'ai opéré.

Le bras droit a maigri un peu. Les mouvements de la main et de l'avant bras sont faciles. Le coude peut être écarté du tronc spontanément. La jointure de l'épaule est très-saine, on peut lui faire exécuter tous les mouvements de circumduction sans la moindre gêne ni douleur, Dans toute l'étendue de la cicatrice, on éprouve, en pressant, une sensation de dureté, de résistance osseuse. J'espère que d'ici quelque temps la régénération osseuse augmentant, les mouvements spontanés de l'épaule seront plus nombreux encore et plus complets.

Description de la portion d'omoplate reséquée. — grandeur naturelle (Pl. 6). Le renflement qui est en A représente la direction de l'épine qui s'est en quelque sorte tassée sur ellemême; il est impossible de la reconnaître nettement; B indique le trajet de la balle; F F représentent les points fracturés et R R R R les lignes de résection.

Ces trois observations sont pleines d'intérêt. Celles de Gleizal et de Weber démontrent que ces deux hommes atteints de fracture de l'omoplate par balle seraient bientôt morts sans la résection.

Était-il possible, pour eux, d'employer un autre moyen que la résection?

Ces deux blessés étaient épuisés par une suppuration abondante; ils étaient pâles, anémiés, amaigris. Ils toussaient. L'appétit avait disparu. La fièvre du soir et les sueurs de la nuit augmentaient progressivement. Le stylet ne constatait, en aucun point, d'esquilles; tous les fragments d'os qu'il touchait, étaient dénudés. — A quoi eussent servi les incisions? Elles n'auraient certainement pas empêché la suppuration, puisque l'os était dénudé en plusieurs points.

Mais en attendant, les portions d'os dénudé se fussent peut-être détachées d'elles-mêmes, entraînées par la suppuration; c'eût tée attendre la mort, puisque ces deux blessés étaient déjà épuisés par le pus.

Il n'y avait donc pas d'autres moyens à employer que la résection.

mais, dira-t-on, Klein n'était 'pas dans une situation si désespérée. — C'est vrai; seulement nous sommes aux premiers jours d'août 1871, et Klein est blessé depuis le 11 octobre 1870. Il suppure toujours et le pus que les plaies donnent est fétide et spumeux. — J'explore le trajet de la balle avec le stylet; je sens des esquilles; je les enlève, mais malgré cette extraction, le pus continue à s'écouler les jours suivants et de nouvelles explorations m'apprennent qu'une partie de l'épine et de la lame sous-épineuse est nécrosée. La suppuration va donc continuer; des fusées purulentes peuvent se former et alors, l'épuisement survenant, le blessé peut succomber. — De plus, Klein a 20 ans; il a déjà le membre inférieur gauche raccourci de six centimètres; il souffre et suppure depuis dix mois; il est temps que la chirurgie songe à lui être utile. — Pour lui, comme pour les deux autres, la résection est donc la seule opération indiquée et j'ajouterai la seule possible.

Cette opération, tout en donnant une plaie immense, n'en est pas plus dangereuse que les autres grandes opérations. Malgré le réseau vasculaire si considérable qui entoure l'omoplate, je n'ai pas eu d'hémorrhagie dans les trois cas, et je n'ai pas fait de ligatures. J'ai pansé mes trois opérés de la même manière. Après avoir rapproché les bords de la plaie dans les trois quarts supérieurs par des sutures faites avec un fil d'argent, j'ai introduit une mèche, imbibée d'eau de Pagliari, dans la partie la plus déclive de la plaie afin de ménager une voie d'écoulement facile pour le pus.

Les fils et la mèche ont été enlevés le lendemain. Dès lors, matin et soir, la plaie fut irriguée avec de l'eau phéniquée au millième et recouverte ensuite d'un linge troué cératé et d'un immense gâteau de charpie. — J'insiste beaucoup sur la nécessité qu'il y a à faire un pansement, matin et soir, et, tant que la plaie n'est pas en voie de cicatrisation, je considère l'irrigation comme utile.

Je faisais donner à mes trois opérés de la nourriture dès les premiers jours, du vin de quinquina, de l'eau vineuse, du vin de Bordeaux et de l'huile de foie de morue. Je n'ai jamais manqué à cette manière de faire chez tous mes opérés, dans cette campagne de l'Armée de la Loire; je pense qu'en agissant ainsi, j'en ai sauvé beaucoup.

Les trois opérés de l'omoplate ont guéri en conservant l'un tous les mouvements et les deux autres une partie des mouvements du membre supérieur droit. Les sceptiques diront que ces trois guérisons, sans doute heureuses, n'autorisent pas à conclure qu'il faut toujours opérer. Je leur répondrai qu'ils se trompent; dans des cas analogues, il faut toujours opérer. Qu'il me suffise de dire que dans cette guerre, j'ai vu succomber deux blessés atteints de fracture de l'omoplate auxquels les soins les plus méthodiques ont été donnés. La résection les eût peut-être sauvés !

J'ai dit tout à l'heure que les mouvements du membre supérieur droit avaient été conservés; j'espère qu'ils deviendront de plus en plus faciles à mesure que la reproduction de l'os par le périoste se complétera.

Chez Gleizal et Weber, la résection n'a pas été seulement un bienfait au point de vue des mouvements du membre supérieur droit. Cette opération leur a rendu la santé et les forces. Au bout de quinze jours, la transformation était absolue.

D'après ces trois observations, la résection partielle sous-périostée de l'omoplate dans les fractures par armes à feu, est donc une bonne opération, et dans les cas analogues, c'est la seule à faire

ORLEANS. — IMP. ERNEST COLAS.

PL.

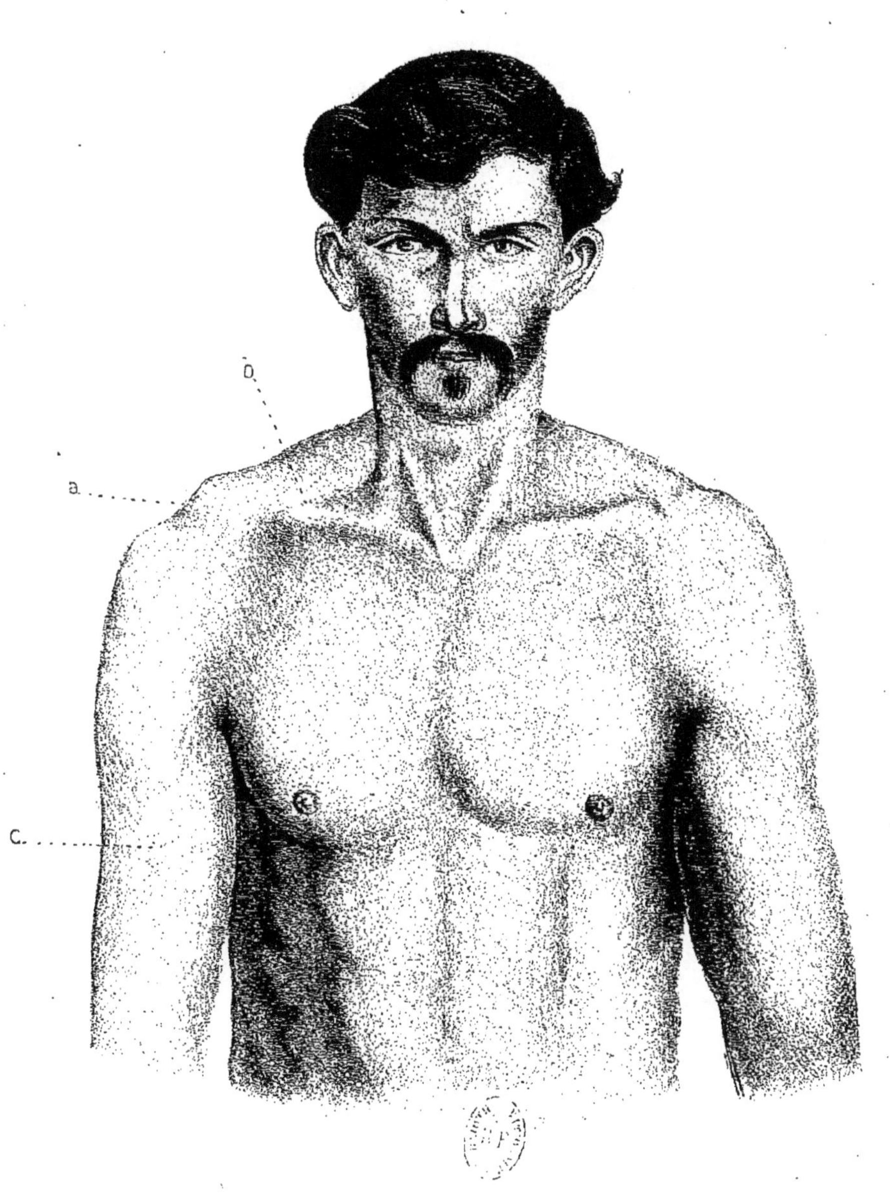

Dessiné d'après Nature et Lith. par G de Laperrière

Lith Desjardin à Orléans

PL. 2.

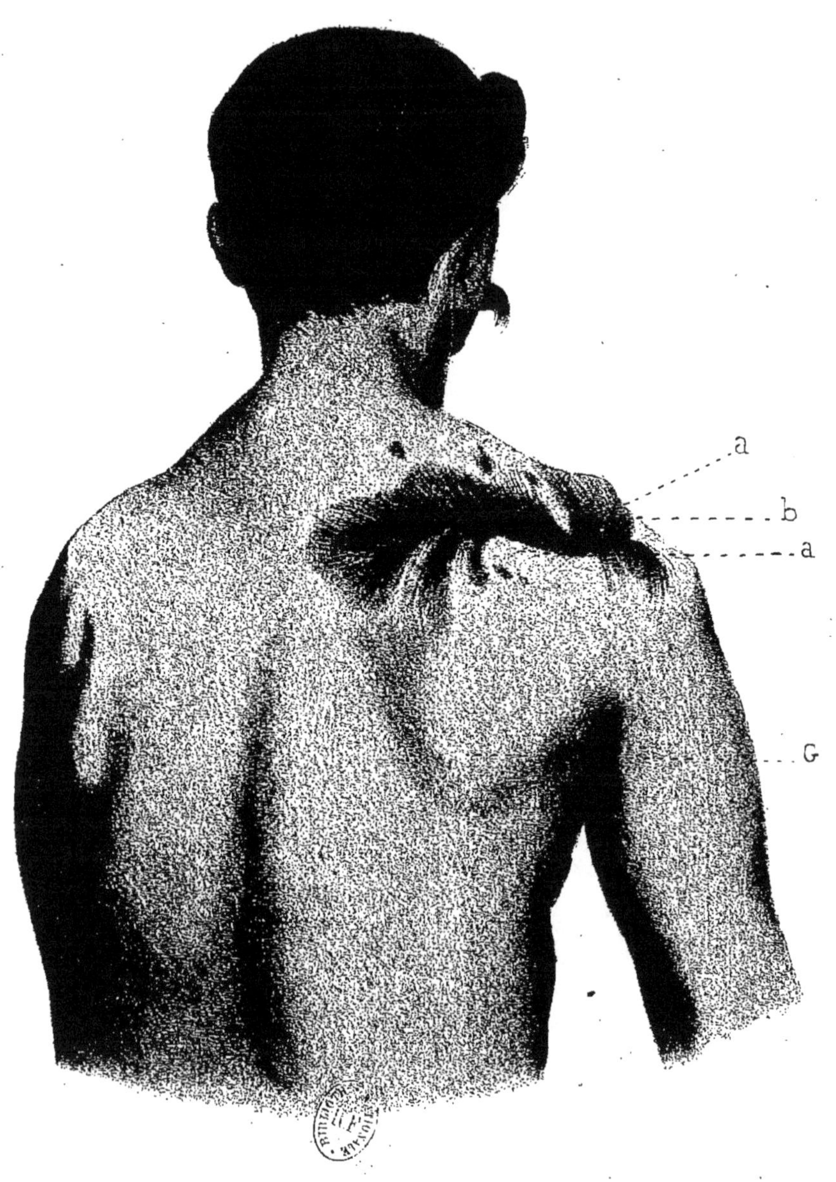

Dessiné d'après Nature et Lith. par G de Laperrière.

Lith. Desjardin à Orléans

PL 3

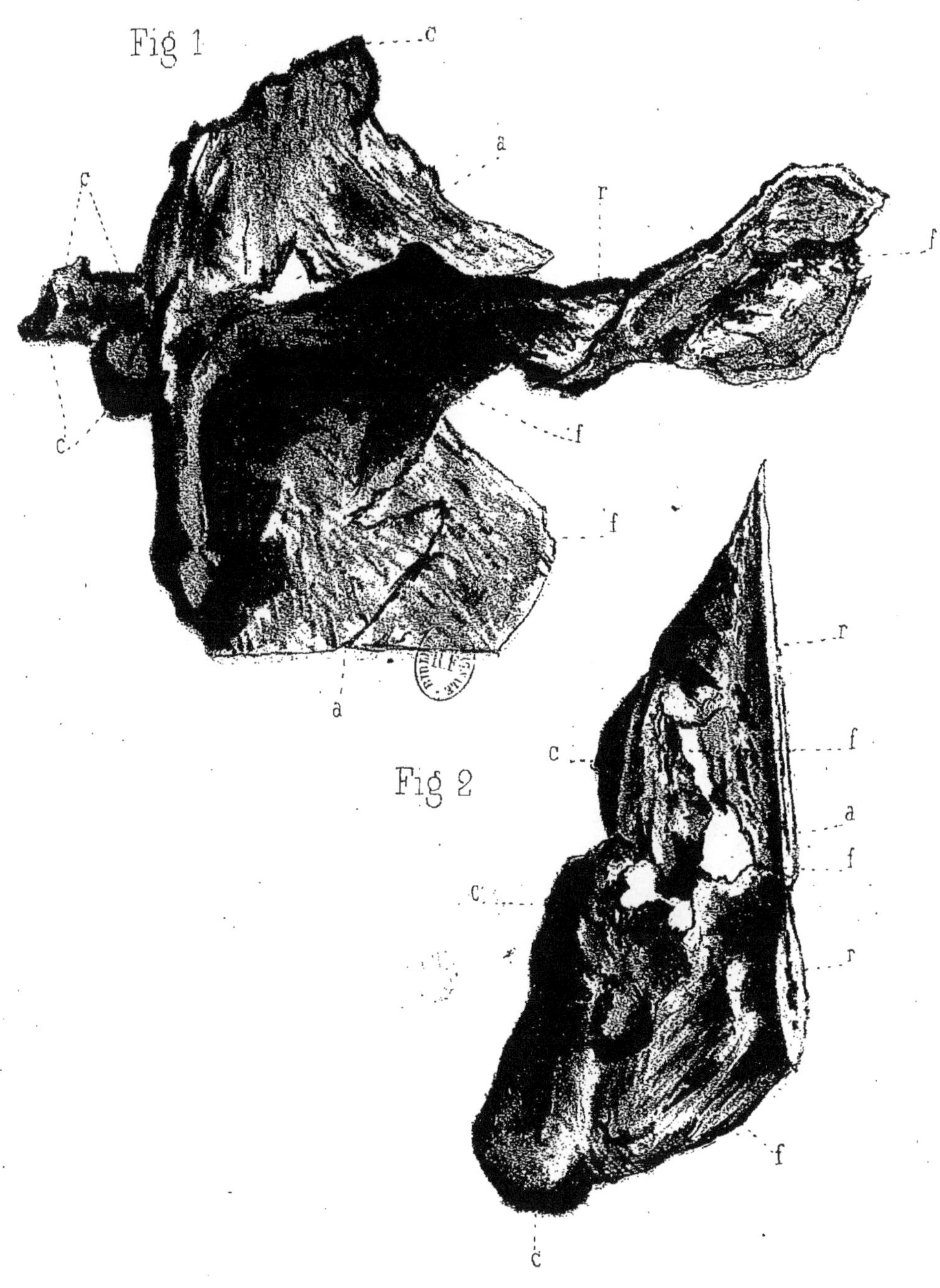

Dessiné d'après Nature et Lith par G. de Laperrière

Lith Desjardin à Orléans.

PL 4

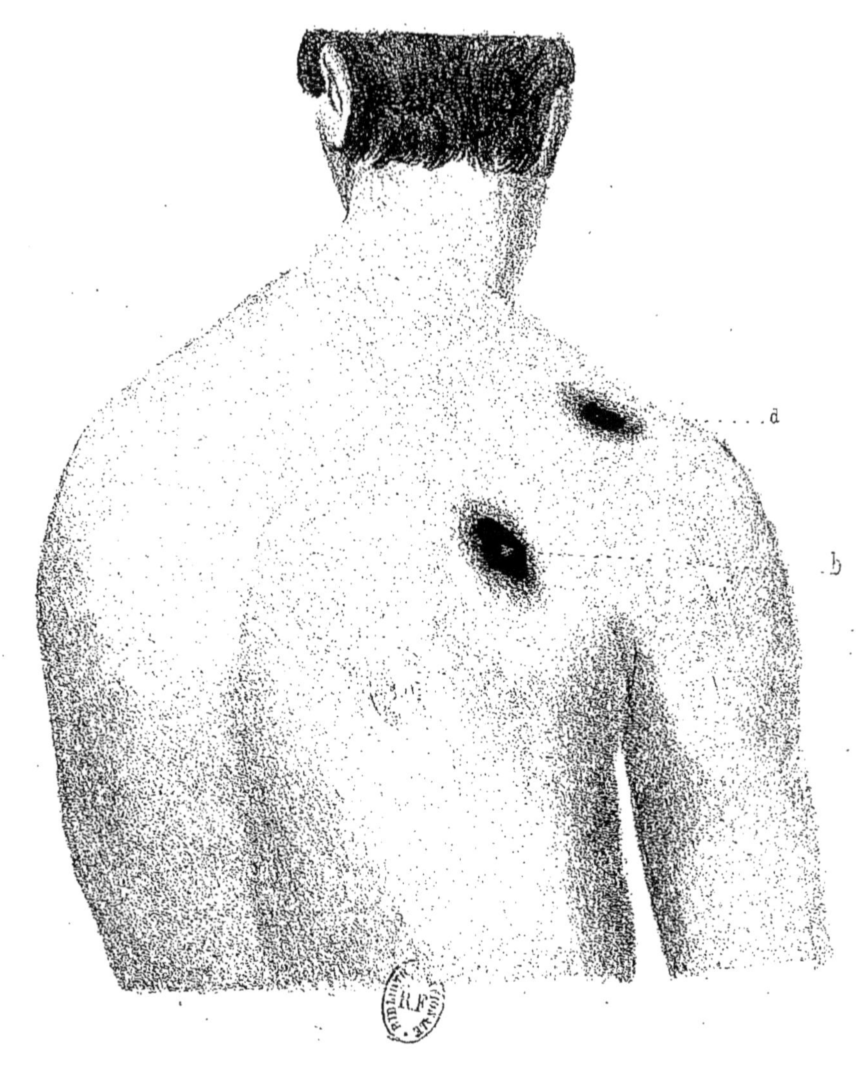

Dessiné d'après Nature et Lith. par G de Laperrière

Lith. Desjardin à Orléans.

PL 5

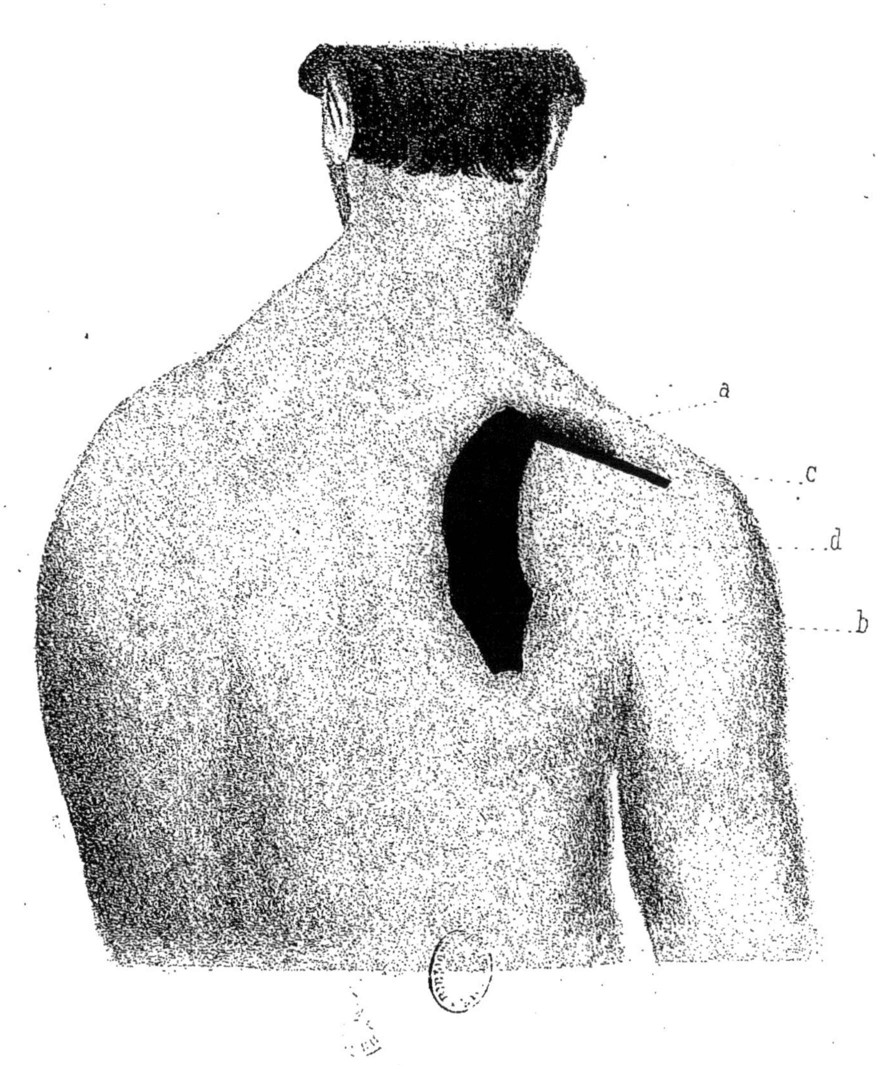

Dessiné d'après Nature et Lith. par G. de Laperrière

Lith Desjardin à Orléans.

PL 6

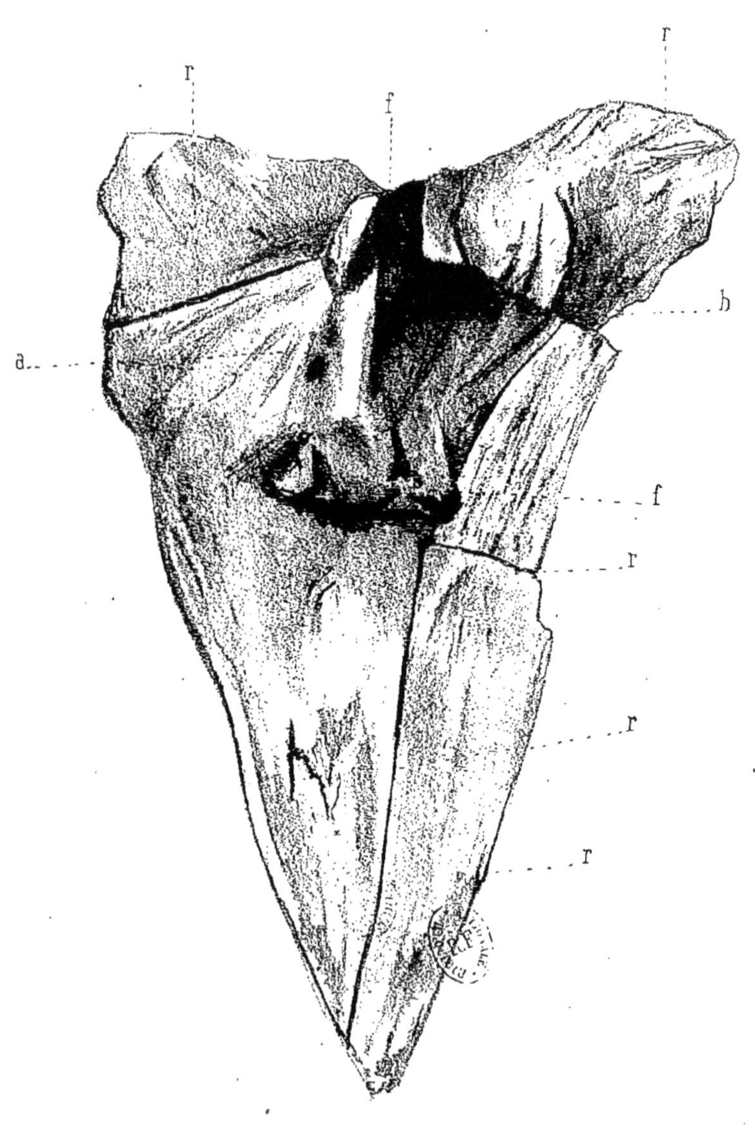

Dessiné d'après Nature et Lith par G. de Laperrière

Lith Desjardin à Orléans

www.ingramcontent.com/pod-product-compliance
Ingram Content Group UK Ltd.
Pitfield, Milton Keynes, MK11 3LW, UK
UKHW022147170726
13837UKWH00004B/1833